Cómo gestionar el cuidado en unidades de urgencia

Marie Jesie Carrillo Barrera

CADUCEUS

CÓMO GESTIONAR EL CUIDADO EN UNIDADES DE URGENCIA

Editado por: Corporación Ígneo, S.A.C.
para su sello editorial Caduceus
José Olaya 169, Ofic. 504, Miraflores. Lima, Perú
Primera edición, octubre, 2025

ISBN: 978-956-424-023-7

www.grupoigneo.com
Correo electrónico: contacto@grupoigneo.com | Teléfono: +51 955 071 270
Facebook: Grupo Ígneo | X: @editorialigneo | Instagram: @grupoigneo

Contenido

Introducción

Enfrentar situaciones críticas en el área de la salud representa un gran desafío para quienes tenemos como propósito cuidar a las personas y las comunidades, pues muchas veces estas situaciones suelen estar marcadas por la escasez de recursos, problemas de acceso y dificultades en la comunicación. A este escenario se le añade el factor tiempo, pues, a medida que aumenta el tiempo sin otorgar los cuidados necesarios para quienes los necesitan, se incrementan las consecuencias adversas para la salud de las personas y las comunidades afectadas.

Disminuir el riesgo cuando gestionamos el cuidado en estas situaciones nos obliga a identificar lo prioritario, y, para lograrlo, se requiere contar con información confiable y medible, esencial para definir niveles de criticidad y priorizar las acciones de mejora en un ambiente adverso y con escasez de recursos. Establecer objetivos claros permite asignar recursos de manera transparente y actuar garantizando el bienestar de las comunidades y las personas impactadas.

Las acciones realizadas en momentos críticos requieren de un liderazgo que permita coordinar a equipos multidisciplinarios de manera efectiva, con la capacidad de comunicar metas claras, buscando promover una cultura organizacional de colaboración y diálogo que facilite un mayor desempeño colectivo. Por el contrario, la ausencia de un liderazgo sólido puede resultar en desorganización, pérdida de confianza y una merma considerable en la calidad del cuidado ofrecido. Uno de los mayores riesgos en situaciones de urgencia, al ejercer un liderazgo vacío, es centrarse en decisiones autoritarias y alejadas de las necesidades reales de los equipos sanitarios y las comunidades afectadas. En paralelo, la incertidumbre y el miedo pueden impactar negativamente tanto en los equipos de salud, quienes enfrentan decisiones de alto impacto, como en las comunidades necesitadas de respuestas claras y rápidas.

Los gestores del cuidado se ven enfrentados, a la priorización de acciones, ya sea propias del cuidado directo como a aquellas referidas a la mejor gestión de los recursos. Al actuar en base a información certera y comunicar el riesgo con claridad y veracidad —advirtiendo los peligros existentes y fomentando una comprensión compartida sobre las acciones a ejecutar—, se disminuyen los malentendidos y se empodera a las personas y comunidades para mejorar sus respuestas y niveles de colaboración. De este modo, el cuidado otorgado tiene mayores beneficios y proporciona calidad y seguridad a las personas.

Este libro nace desde la necesidad vivida y la escasez de textos que nos orienten en este desafío, ofreciendo un marco integral para la gestión del cuidado en contextos de urgencia. Ser rápidos, efectivos y, sobre todo, humanos, es una prioridad innegociable para garantizar una respuesta adecuada y sostenible ante cualquier evento crítico.

Como gestora del cuidado, que tuvo la oportunidad de desempeñarse en los niveles micro, meso y macro de la gestión, la pregunta «¿Cómo gestionar el cuidado en situaciones de urgencia?», si bien continúa presente, encuentra su base en el análisis de los procesos involucrados en la gestión del cuidado en unidades de urgencia y en la identificación de aquellos datos útiles de monitorear en el proceso de atención de urgencia, como pilar fundamental para otorgar el cuidado en estas unidades.

Para una mejor organización de la información, este libro incluye los temas: Unidades de urgencia, Organización y trabajo en red, Proceso de la atención de urgencia, Indicadores de la atención de urgencia, Estrategias para otorgar cuidado de calidad y seguro, y Rol del liderazgo y la comunicación del riesgo en urgencia.

Unidades de urgencias

Las unidades o dispositivos de urgencia son establecimientos que forman parte de una red de atención, dentro de un sistema de salud. Están diseñados para brindar atención médica continua, las 24 horas del día, los siete días de la semana, y su respuesta sanitaria se organiza según el nivel de complejidad de la intervención requerida por el paciente.

Estas unidades deben funcionar de manera articulada dentro de la red, estableciendo mecanismos de comunicación y derivación para garantizar un acceso oportuno a los usuarios. Además, la red de urgencia debe estar preparada para responder ante situaciones de emergencias y desastres, en coordinación con autoridades y otros organismos pertinentes.

Diversas fuentes hacen referencia a diversas unidades, resumidas en:

- **SAPU (Servicio de Atención Primaria de Urgencia):** forman parte de los establecimientos de Atención Primaria de Salud (APS), y otorgan una atención de urgencia categorizada de complejidad mediana, siendo necesaria la derivación de pacientes graves o que requieran hospitalización a unidades de urgencias hospitalarias (UUH).
- **SUR (Servicio de Urgencia Rural):** son unidades similares a los SAPU, operan en áreas rurales y también requieren realizar derivaciones a las UUH, en caso de que el paciente requiera hospitalización. Su capacidad resolutiva va a depender del apoyo tecnológico, pudiendo incorporar telemedicina, unidades de apoyo diagnóstico (radiología simple, ultrasonido) y pruebas rápidas de laboratorio en algunos casos.

- **SAR (Servicio de Atención Primaria de Urgencia de Alta Resolución):** unidades que también están integradas a la APS, tienen una mayor capacidad resolutiva que los SAPU, incluyendo elementos como telemedicina, radiología simple, ultrasonido y pruebas rápidas de laboratorio. Pero, al igual que los anteriores dispositivos, deben derivar a los usuarios a las UUH si se requiere hospitalización.
- **Unidad de Urgencia Hospitalaria (UUH):** son dispositivos de alta demanda y claves en la gestión hospitalaria, por ser el punto de resolución de los casos más complejos y la puerta de ingreso a la atención hospitalaria. Proveen prestaciones de salud de urgencia e ingreso a atención hospitalizada. Estas unidades deben resolver todas las atenciones de urgencia y emergencia.

Las unidades de urgencia, finalmente, son un componente clave dentro de la gestión hospitalaria, que deben dar respuesta a una demanda variable y de distintos niveles de complejidad. Definidas como unidades que proporcionan una atención de tipo ambulatoria y de tránsito.

La OPS señala que la atención de tipo ambulatoria es esencial, ya que proporciona un enfoque accesible y eficiente, promoviendo el acceso continuo a distintos requerimientos para el cuidado de la salud. En cambio, la atención de tránsito se refiere a aquella brindada a personas que se encuentran en movimiento. Ambos enfoques son parte de un sistema de salud diseñado para ser inclusivo y accesible, asegurando que se brinde atención oportuna, independientemente de su situación geográfica o económica. Donde la efectividad de las urgencias hospitalarias puede impactar significativamente en los resultados de salud de las poblaciones y las personas.

Referencias

Panamericana de la Salud. *Preparación en desastres y emergencias en salud* [Internet]. Disponible en: https://www.paho.org/es/temas/preparacion-desastres-emergencias-salud

Organización Panamericana de la Salud. *Recomendaciones Hospital Seguro* [Internet]. Disponible en: http://www.disaster-info.net/safehospitals_refdocs/documents/indexspa.html

Colegio Americano de Médicos de Urgencias. *Documento informativo sobre el hacinamiento en urgencias* [Internet]. Disponible en: http://www.acep.org/NR/rdonlyres/1FDC6583-A6F6-4022-95DF-92FCFFEE77F3/0/empcCrowdingPPR.pdf

Lee JH, Kim JH, Park I, Lee HS, Park JM, Chung SP, Kim HC, Son WJ, Roh YH, Kim MJ. Efecto de un protocolo de restricción de embarque en el hacinamiento en urgencias. *Yonsei Med J.* 2022 mayo; 63(5):470-9.

Organización Panamericana de la Salud. *Agenda de Salud Sostenible para las Américas 2018-2030: un llamado a la acción para la salud y el bienestar en la Región* [documento CSP29/6, Rev. 3]. 29.ª Conferencia Sanitaria Panamericana, 69.ª sesión del Comité Regional de la OMS para las Américas; 25-29 de septiembre de 2017. Washington, D.C.: OPS; 2017. https://iris.paho.org/handle/10665.2/49169

Pearce S, Marr E, Shannon T, Marchand T, Lang E. Hacinamiento en los servicios de urgencias: una visión general de las revisiones que describen soluciones globales y sus resultados. *Lang E Medicina Interna y de Urgencias.* 2024; 19.

Organización y trabajo en red

La OPS, en los documentos «Redes integradas de servicios de salud: conceptos, opciones de política y hoja de ruta para su implementación en las Américas», publicado en el año 2009, y «Redes integradas de servicios de salud (RISS): el desafío de los hospitales», del año 2011, indica los riesgos que presenta la excesiva fragmentación de los servicios de salud, provocando dificultades en el acceso, prestación de servicios de baja calidad técnica, el uso irracional e ineficiente de los recursos disponibles, un incremento innecesario de los costos de producción y una baja satisfacción de los ciudadanos con los servicios recibidos.

En esta misma línea, en el año 2018 se refuerza la necesidad de redefinir el rol de los hospitales mediante estrategias que permitan una coordinación entre los servicios hospitalarios y otros dispositivos de la red, posibilitando la generación de modelos de prestación de servicios que se adapten a las nuevas necesidades y que provean servicios de salud eficientes, efectivos y equitativos.

Las RISS se definen como «una red de organizaciones que presta, o hace los arreglos para prestar, servicios de salud equitativos e integrales a una población definida y que está dispuesta a rendir cuentas por sus resultados clínicos y económicos y por el estado de salud de la población a la que sirve».

Dentro de esta organización, las urgencias hospitalarias se consideran como un área dentro de un establecimiento, encargada de recibir, evaluar, priorizar y tratar a pacientes en situaciones críticas, con un diseño que permita proporcionar una atención ágil, efectiva y segura en escenarios agudos de salud, brindando respuestas integrales.

En concordancia con el modelo y bajo la perspectiva de la mejor distribución de los recursos, en muchos países la atención de urgencia se organiza según el nivel de complejidad de la intervención de salud requerida y la disponibilidad de la atención, existiendo dispositivos de urgencia de baja complejidad y de alta complejidad; estos últimos son las llamadas urgencias hospitalarias.

En este modelo de disposición de los servicios de urgencia, es necesario garantizar una atención integral al usuario, resultando fundamentales las acciones de referencia y contrarreferencia, asegurando que las personas puedan ser derivadas a un nivel de atención superior si el dispositivo inicial no dispone de los recursos necesarios para resolver su caso, garantizando así la continuidad y calidad del cuidado.

La cobertura y el funcionamiento de la red de urgencia deben ser conocidos por la población y los equipos clínicos de salud que intervienen en la red, siendo necesario diseñar mecanismos de comunicación y difusión que lo refuercen. Otra estrategia comunicacional es la consulta remota de la población, con el propósito de evitar una demanda innecesaria y orientar al consultante en el uso de la red asistencial.

Esta forma de comunicación siempre debe ser clara y oportuna en la aplicación de medidas preventivas. Una comunicación inadecuada puede llevar a la difusión de rumores y a la disminución de la confianza en la estrategia.

Importancia de la comunicación remota efectiva con la comunidad

- **Información y prevención:** una gestión adecuada de la información sobre riesgos, a través de la comunicación remota, puede fomentar la adopción de medidas preventivas por parte de la comunidad, facilitando la coordinación de la respuesta comunitaria.
- **Apoyo psicosocial:** en situaciones de emergencia, la comunicación remota puede ser una herramienta para

mantener el contacto y ofrecer apoyo emocional a la comunidad, especialmente cuando el contacto físico es limitado.

- **Alertas tempranas y coordinación:** las plataformas de comunicación remota pueden funcionar como sistemas de alerta temprana, permitiendo comunicar incidentes rápidamente a las comunidades involucradas y facilitando la coordinación entre los diferentes actores, incluyendo a la propia comunidad, brigadas de emergencia y centros de operaciones.
- **Continuidad de la atención:** la telemedicina y otros sistemas de comunicación remota permiten que los pacientes sigan recibiendo atención y controles incluso en situaciones de emergencia que limitan la atención presencial, incluyendo la emisión remota de recetas y certificados de salud.
- **Educación y promoción de la salud:** el uso de redes sociales y otros medios de comunicación remota es importante para la educación y promoción de la salud, aumentando la conciencia y la capacidad de respuesta ante emergencias. Una comunidad que conoce el cuándo y el cómo utilizar los servicios de urgencia evita consultas innecesarias.
- **Acceso a la información:** es crucial garantizar que la comunidad tenga acceso a una información clara y precisa sobre los protocolos de actuación y el acceso a los servicios de urgencia.

Referencias

Organización Panamericana de la Salud. *Redes integradas de servicios de salud: conceptos, opciones de política y hoja de ruta para su implementación en las Américas*. Washington, D.C.: OPS; 2010 [Internet]. Disponible en: https://iris.paho.org/handle/10665.2/31323

Organización Panamericana de la Salud. *Estrategia y plan de acción para mejorar la calidad de la atención en la prestación de servicios de salud 2020-2025* [documento CD57/12]. 57.° Consejo Directivo de la OPS, 71.ª sesión del Comité Regional de la OMS para las Américas; 30 de septiembre al 4 de octubre de 2019. Washington, D.C.: OPS; 2019 [Internet]. Disponible en: https://iris.paho.org/handle/10665.2/55860

Organización Mundial de la Salud. Integración de la atención quirúrgica y los cuidados intensivos y de urgencias para la cobertura sanitaria universal y la protección frente a emergencias sanitarias [resolución WHA76.2]. 76.ª Asamblea Mundial de la Salud; 30 de mayo de 2023. Ginebra: OMS; 2023 [Internet]. Disponible en: https://apps.who.int/gb/ebwha/pdf_files/WHA76-REC1/A76_REC1_Interactive_sp.pdf

Zhou C, Hu J, Chen N. Remote care assistance in emergency department based on smart medical. *J Healthc Eng.* 2021;2021:9971960. doi: 10.1155/2021/9971960. Retractado en: *J Healthc Eng.* 2023;2023:9848242. doi: 10.1155/2023/9848242

Blackburn J, Ousey K, Goodwin E. Information and communication in the emergency department. *Int Emerg Nurs.* 2019;42:30-35. https://doi.org/10.1016/j.ienj.2018.07.002

Blackburn J, Ousey K, Goodwin E. Information and communication in the emergency department. *Int Emerg Nurs.* 2019;42:30-35.

Proceso de atención de las urgencias

La gestión por procesos se basa en una serie de estrategias metodológicas que permiten a las organizaciones planificar, ejecutar y mejorar continuamente sus actividades, a través de la identificación y el control de los subprocesos que las componen.

Uno de los componentes esenciales en este enfoque es definir la «ficha del proceso», documento que recoge las características más relevantes que permiten su comprensión y manejo dentro de la organización a la cual pertenece. Véase ficha del proceso de atención de urgencia.

Ficha del proceso de atención de urgencia

- **Misión**: propósito y alcance del proceso
- **Propietario del proceso**: persona responsable de los resultados del proceso.
- **Ámbito**: definición del inicio y el fin del proceso.
- **Entradas**: listado de los elementos y recursos necesarios para realizar el proceso. Define los subprocesos.
- **Resultados-salidas**: descripción de las salidas generadas por el proceso.
- **Recursos**: Recursos humanos, materiales y tecnológicos necesarios para su ejecución.
- **Indicadores**: métricas para evaluar el desempeño del proceso.

Análisis de la ficha del proceso de atención de urgencia

Misión

Busca dar respuesta a la demanda asistencial, facilitando el acceso oportuno y equitativo, con un enfoque de gestión en red. Se coordina con los recursos disponibles de esta y orienta el cuidado de las personas según su grado de complejidad.

Esta red de urgencia debe ser capaz de dar respuesta a aquellos problemas de salud en los cuales tiene alcance la atención de urgencia, y establecer coordinaciones, incluso fuera de la red local, que permitan dar cobertura a las necesidades de las personas.

Propietario del proceso

Es aquel responsable del resultado. En la atención de urgencia hospitalaria, el resultado depende de la definición de una conducta clínica (alta, traslado, fallecimiento) y de otorgar una respuesta integral a la persona, con un enfoque de trabajo en red. Es la figura que asume la máxima responsabilidad sobre el proceso, lo cual incluye asegurar que este funcione de manera efectiva y cumpla con los estándares de calidad requeridos, según la misión de este.

Sin embargo, existen casos en los que el propietario del proceso puede ser más que un simple responsable de un solo proceso. En organizaciones complejas, un propietario de proceso podría estar a cargo de varios procesos interrelacionados. En este contexto, supervisa el funcionamiento de múltiples procesos y garantiza que trabajen en sinergia. Esta es comúnmente la situación en las urgencias hospitalarias.

Esto implica que su rol va más allá de lo administrativo; se convierte en un líder en la transformación y optimización de los procesos, utilizando indicadores de desempeño para evaluar y proponer mejoras.

Ámbito

Algunos autores indican el inicio o entrada al proceso como la categorización o selección de la demanda. Sin embargo, en muchas urgencias las personas, previo al acceso al selector de demanda, realizan una actividad anterior que corresponde a la inscripción en «admisión de urgencia». En este caso, si iniciamos el proceso desde el selector de la demanda, existirá un grupo de actividades y personas que no estarán incluidas; en consecuencia, serán invisibles para la gestión y el análisis.

El fin del proceso o salida, algunos autores lo indican como la definición de una condición clínica o la salida de la persona del establecimiento. En cambio, es necesario recordar que, para otorgar un cuidado integral, este involucra un trabajo en red, siendo necesario referir a la persona al nivel de cuidado que le corresponda dentro de la red de salud.

Finalmente, el proceso de atención de urgencia cuenta, como mínimo, con los siguientes subprocesos: admisión, categorización/selector de demanda, evaluación clínica y derivación a la red. La figura 1 esquematiza lo dicho.

Diagrama 1: Proceso de atención de urgencia

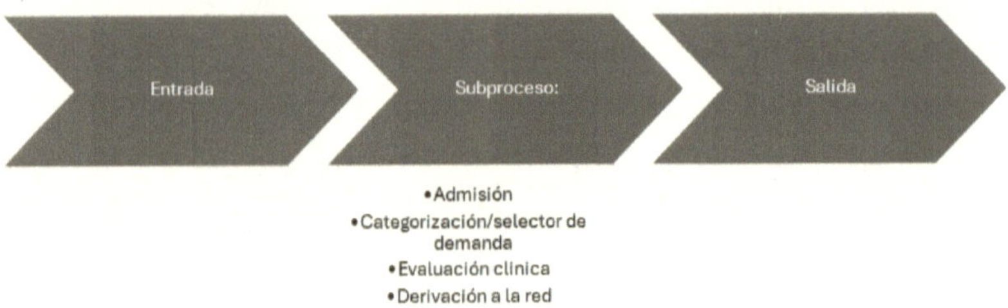

Fuente: Elaboración propia

Entradas

Se definen en dos formas principales: la espontánea, es decir, por sus propios medios, sin mediar intervención de algún sistema sanitario, o derivado desde otro dispositivo de salud.

Frente a la segunda entrada, esta nos obliga a la necesaria coordinación de la red, en consecuencia, con la misión de facilitar el acceso oportuno y equitativo, con un enfoque de gestión red.

El propietario del proceso de urgencia debe asegurar gestionar la demanda con un enfoque en red, considerando mecanismos de coordinación y reorientando hacia donde se encuentran los recursos que la persona requiere para su cuidado. Esta coordinación es esencial si deseamos evitar afectar la capacidad de respuesta del sistema de salud, buscando orientar las consultas según el grado de complejidad, promoviendo la asistencia a los Servicios de Atención Primaria de Urgencia ante causales de menor complejidad.

En relación con la demanda que ingresa de forma espontánea al proceso de atención de urgencia, es importante considerar la información que estos tienen sobre el funcionamiento de la red y cómo se generan instancias remotas de orientación. Es importante visualizar estrategias comunicacionales para la comunidad y los funcionarios que participan en el proceso de atención de urgencia, como una forma de robustecer la información.

Subprocesos

1. Admisión: gestiona los procesos administrativos relacionados con la atención. Este acto permite agilizar los trámites de ingreso hospitalario o derivación, si es necesario. Varios autores consideran que este subproceso debe ser posterior al subproceso de categorización o selección de demanda, con el propósito de determinar la necesidad de atención y otorgar la orientación necesaria a la persona consultante.

En los casos en que el subproceso «admisión» inicia el acceso a la atención de urgencia, el funcionario administrativo debe realizar preguntas dirigidas, según criterios epidemiológicos vigentes, que permitan distribuir a los consultantes en situaciones con alto riesgo de contagio en la sala de espera, además de registrar el motivo de consulta. Finalmente, quien inicia el proceso de atención de urgencias es un funcionario administrativo. La gestión más óptima es iniciar el proceso de urgencia con la categorización.

2. Selector de demanda o categorización: este subproceso es fundamental, ya que permite gestionar el riesgo clínico y priorizar la atención de los pacientes cuando la demanda supera los recursos disponibles. Se basa en el concepto de que lo urgente no siempre es grave y lo grave no siempre es urgente, clasificando a los pacientes según su grado de urgencia para que los más urgentes sean atendidos primero. En Chile, la priorización en los servicios de urgencia se realiza mediante un sistema de triaje estructurado con cinco niveles de prioridad.

Esta priorización permite gestionar la demanda, identificando cuánto tiempo pueden esperar los pacientes su atención médica. Este es el primer subproceso clínico, mediante el cual se asegura la oportunidad de atención de las personas que consultan, al ser un sistema de ordenamiento de la atención.

Existe una gran variedad de instrumentos para llevar a cabo la categorización. Lo ideal es utilizar aquellos que están definidos como estructurados, es decir, reproducibles y reconocidos internacionalmente, con menor variabilidad entre los operadores.

Dada la importancia de la categorización, esta debe ser realizada por un profesional clínico con capacitación certificada en el instrumento estandarizado, definido y reconocido por toda la red de atención. Existen varios instrumentos que cumplen con las características de ser estructurados. Para su aplicación se recomienda capacitación y su adaptabilidad a cada país, considerando que debe ser aplicado en toda la red para obtener un mayor beneficio.

Algunos de los instrumentos con cinco niveles de prioridad clínica son:

- Australian Triage Scale (ATS). Véase anexo 1.
- Canadian Emergency Department Triage and Acuity Scale (CTAS). Véase anexo 2.
- Manchester Triage Scale (MTS). Véase anexo 3.
- Emergency Severity Index (ESI). Véase anexo 4.
- Model Andorra de Triage (MAT). Véase anexo 5.

Todos estos instrumentos permiten una identificación rápida y eficiente de los pacientes que presentan una enfermedad que pone en peligro su vida, con el objetivo de:

- Priorizar su asistencia.
- Determinar el área de tratamiento más adecuada, ayudando a descongestionar los servicios.
- Gestionar debidamente las esperas y optimizar los recursos.
- Mejorar la eficiencia y los flujos de atención.

La clasificación se basa en descriptores clínicos, síntomas centinela, signos vitales anormales y la evaluación del dolor. Cada nivel de prioridad tiene asociado un tiempo de espera óptimo para ser atendido por un médico. Estos tiempos varían poco entre los diferentes modelos de triaje estructurado:

- **Nivel I:** prioridad absoluta, atención inmediata y sin demora.
- **Nivel II:** situaciones muy urgentes, riesgo vital, inestabilidad o dolor muy intenso; demora máxima de 15 minutos. Un indicador mide la oportunidad de la primera

atención médica de un paciente categorizado C2 (equivalente al nivel II), donde el acceso a atención médica debería ser en 30 minutos o menos desde la categorización.

- **Nivel III:** urgencia, paciente estable hemodinámicamente, con potencial riesgo vital que probablemente exige pruebas diagnósticas o terapéuticas; demora máxima de 60 minutos.
- **Nivel IV:** urgencia menor, potencialmente sin riesgo vital; demora máxima de 120 minutos.
- **Nivel V:** no urgencia, patología de baja complejidad o motivos administrativos; demora máxima de 240 minutos.

El proceso de categorización debe ser rápido, idealmente comenzando dentro de los 10 minutos desde la llegada del paciente a urgencias, y durar menos de cinco minutos.

En este contexto, los sistemas informáticos deben estar disponibles para registrar los cinco niveles de estos instrumentos y ser capaces de integrarse con la información que generan las aplicaciones de gestión de los servicios de urgencia, incorporando esa información adicional en la toma de decisiones, considerando las constantes automatizadas, la situación de saturación de las áreas de urgencia, la densidad de urgencias y la trazabilidad de todo el proceso.

La evidencia científica indica que la categorización debe ser realizada por un profesional de enfermería capacitado, siendo esta la persona que con mayor frecuencia realiza la actividad. En algún momento surgió el debate sobre la necesidad de la intervención de un médico; sin embargo, no existe evidencia que lo justifique, y se ha señalado el riesgo asociado de que el médico, antes de categorizar, inicie el tratamiento, retrasando el resto de los subprocesos.

3. Evaluación clínica: es la etapa realizada por el médico de urgencia, que se inicia una vez que el paciente es atendido por este, denominada en algunos sistemas informáticos «Primera atención médica», y finaliza con el alta médica.

Este subproceso contempla dos puntos críticos de decisión:

- **Tiempo entre la evaluación clínica, el apoyo diagnóstico y la decisión de destino del paciente:** se trata de un indicador clave, definido como el tiempo total de permanencia del paciente en este subproceso, el cual no debe superar las seis horas. Este tiempo se contabiliza desde la primera interacción del paciente con el equipo de salud, posterior a la categorización, hasta el cierre del proceso de atención con la indicación de alta médica. Este subproceso incluye todas las actividades necesarias para el diagnóstico, el tratamiento, las indicaciones y las reevaluaciones.
- **Definición de la conducta:** se refiere a la decisión médica que determina la conducta a seguir con el paciente. En este punto, el profesional debe resolver el problema de urgencia, definiendo la salida del proceso mediante el alta médica, que constituye el resultado o finalización del proceso de urgencia.

4. Derivación a la red: este subproceso debe contar siempre con coordinación y comunicación entre todos los participantes, poniendo a disposición los mecanismos necesarios para asegurar una transición fluida de los requerimientos de cuidado del paciente.

La derivación puede ser de dos tipos:

- **Decisión médica de la derivación:** se produce tras la evaluación y estabilización del paciente en la unidad de urgencia. Esta decisión se basa en la necesidad de atención adicional, ya sea hospitalización o atención especializada en otro centro asistencial.

- **Referencia y contrarreferencia:** la referencia es la derivación para evaluación diagnóstica o tratamiento desde un establecimiento de menor capacidad resolutiva a otro de mayor capacidad, con el fin de asegurar la continuidad de la atención y la resolución integral del problema.

La contrarreferencia es la respuesta del especialista, dirigida al profesional del establecimiento o servicio de origen de la interconsulta solicitada, mediante la cual el paciente retorna al establecimiento de origen o al que garantice la continuidad del caso.

La contrarreferencia ocurre en dos momentos:

1. Cuando el paciente recibe su primera atención, informando al establecimiento de origen que fue atendido, confirmando o descartando la hipótesis diagnóstica e indicando el plan de tratamiento (contrarreferencia inicial o de retorno).
2. En el momento del alta desde la urgencia y el retorno a la atención primaria de salud, con el fin de dar continuidad al cuidado.

Un ejemplo importante de una contrarreferencia con desconección del proceso de urgencia, es el de los pacientes que consultan reiteradamente por descompensaciones de enfermedades no transmisibles, sin lograr ser derivados a la atención primaria, generando un flujo circular o repetitivo del proceso, es decir, sin salida.

Para que esta articulación funcione de manera adecuada, se requiere de flujos de información definidos en protocolos, que proporcionen un lenguaje común para la trazabilidad del paciente dentro de la red.

Resultados-salidas

La salida del proceso de urgencia hospitalaria se define como el momento en que se da resolución al problema de urgencia del paciente por parte del médico. En caso de indicación de hospitalización desde la unidad de emergencia, se busca que el paciente acceda a una cama de dotación vigente en menos de 12 horas, según describen varios autores.

Es importante destacar que existen factores que pueden causar demoras; diversos estudios han evidenciado que el mayor tiempo de espera suele corresponder a la valoración y revaloración por parte del médico.

La indicación de hospitalización desde la UUH incluye cinco posibles salidas: a camas de unidad de paciente crítico, camas de cuidados medios, camas de cuidados básicos o pabellón y las no tradicionales, como el ingreso a la unidad de hospitalización domiciliaria.

Diversas fuentes coinciden en que el porcentaje de hospitalización desde las unidades de urgencia es un dato relevante para comprender la dinámica y eficiencia de estos servicios, pudiendo variar entre un 7,6 % y un 27,9 %.

Es importante considerar que el porcentaje de hospitalización desde urgencias puede variar significativamente entre diferentes hospitales y áreas geográficas, influenciado por factores como la accesibilidad a otros niveles de atención, los perfiles de salud de la población atendida y los protocolos de atencióny derivación.

Además, este indicador puede proporcionar información indirecta sobre los siguientes aspectos:

Complejidad y gravedad de las urgencias atendidas: mientras más alto el porcentaje de hospitalización, mayor es la proporción de casos graves o complejos que se atienden en la unidad de urgencia.

Capacidad resolutiva del servicio de urgencias: un porcentaje de hospitalización más bajo podría indicar una mayor capacidad del servicio de urgencias y su red para resolver los problemas de salud.

Presión sobre las camas hospitalarias: un alto porcentaje de ingresos desde urgencias puede ejercer presión sobre la disponibilidad de camas para pacientes ya programados o urgentes. Se considera que, para evitar esta presión, este porcentaje no debería superar el 55 %.

Utilización adecuada de los servicios de urgencia: un porcentaje de hospitalización relativamente bajo, acompañado de una alta demanda, puede sugerir que una proporción importante de estas consultas corresponde a casos «inadecuados» o no urgentes, que podrían ser atendidos en otros niveles asistenciales, como la atención primaria.

Otros indicadores que permiten evaluar la gestión en urgencias son el monitoreo del porcentaje de pacientes con indicación de hospitalización que acceden a cama en menos de 12 horas, el porcentaje de derivación de pacientes desde urgencias a atención primaria y el porcentaje de pacientes que abandonan la urgencia sin ser atendidos.

Es importante recordar que el propósito del proceso de atención de urgencia es que el total de pacientes que solicitaron atención alcance el alta médica. Aquellos pacientes que no completan el proceso hasta el alta se consideran como un indicador de abandono.

Este indicador incluye tanto a los pacientes que se retiran antes de ser categorizados como a aquellos que, habiendo sido categorizados, se van antes de recibir atención médica por parte de un profesional.

En otras palabras, el indicador de abandono cuantifica la proporción de pacientes que, habiendo ingresado formalmente al sistema de urgencias mediante un registro de admisión, deciden marcharse por diversos motivos antes de que el médico dé resolución a su problema de urgencia mediante el alta médica.

Un alto porcentaje de abandono puede ser un reflejo de problemas en el funcionamiento del servicio de urgencias, como excesivos tiempos de espera y una mala gestión del flujo de pacientes. Existe un riesgo evidente para el paciente al retirarse antes de recibir la indicación médica, lo cual generalmente está asociado a estos problemas. Además, el abandono puede generar insatisfacción en los usuarios.

Algunas razones por las que los pacientes abandonan las unidades de urgencia antes de ser atendidos pueden incluir:

La percepción de que su cuadro clínico es leve y no requiere atención inmediata.

Malestar físico que les impide seguir esperando.

Enfado por lo que consideran una espera demasiado prolongada.

Demora en la atención.

Menor tolerancia a la espera en comparación con otros pacientes.

El seguimiento de este indicador es crucial para identificar áreas de mejora en la gestión de las unidades de urgencia, con el objetivo de disminuir los tiempos de espera, optimizar los flujos de atención y garantizar que los pacientes reciban la atención médica necesaria antes de decidir retirarse.

La información sobre las causas de abandono puede obtenerse mediante encuestas o registros específicos que permitan comprender mejor las necesidades y expectativas de los usuarios.

Personal de las unidades de urgencia

La Sociedad Española de Urgencias y Emergencias tiene recomendaciones para calcular el número de médicos, enfermeras/os, técnicos y especialistas.

- **Médicos:** se recomienda calcular la necesidad del recurso por turno, basándose en la casuística histórica de la demanda, utilizando una fórmula que considere el número de casos por nivel de gravedad y el tiempo medio de atención. Para la sala de observación, se sugiere un profesional por cada ocho pacientes por turno, o bien aplicar una fórmula que tenga en cuenta el total de demandas y las horas anuales contratadas.

- **Enfermería:** para consultas o boxes de atención, se recomienda no menos de una enfermera por cada 4.000 asistencias al año. Las ratios de enfermeras deben basarse en las necesidades de los pacientes y las cargas de trabajo. Al número calculado debe añadirse el personal necesario para cubrir las 24 horas en los puestos de categorización, la sala de reanimación y el control de procesos. En la sala de observación, el número de enfermeras debe estar directamente relacionado con la necesidad de cuidados de los pacientes.
- **Técnico de nivel superior:** en el área de consultas o boxes de atención, se recomienda una auxiliar por cada dos enfermeras por turno, y en el área de observación, una auxiliar por cada seis pacientes.

La eficiencia del recurso humano se ve influenciada por la carga de trabajo, la cual se encuentra directamente relacionada con la casuística de la demanda, el nivel de coordinación de la red, la complejidad de los procedimientos y el nivel de saturación de la unidad de urgencia.

Se recomienda siempre calcular la necesidad de recursos por turno, basándose en la casuística histórica de la demanda. La carga horaria que consume un paciente en urgencias puede variar significativamente según la prioridad y el perfil de los pacientes.

Referencias

Organización Panamericana de la Salud. *Agenda de Salud Sostenible para las Américas 2018-2030: un llamado a la acción para la salud y el bienestar en la región* [documento CSP29/6, Rev. 3]. 29.ª Conferencia Sanitaria Panamericana, 69.ª sesión del Comité Regional de la OMS para las Américas; 25-29 de septiembre de 2017. Washington, D.C.: OPS; 2017 [Internet]. Disponible en: https://iris.paho.org/handle/10665.2/49169

Ruta del paciente en urgencias para una gestión clínica efectiva [Internet]. Inicio. [citado el 4 de mayo de 2025]. https://www.bvscolombia.org/urgenciasyemergencias

Greene J. Emergency department flow and the boarded patient: how to get admitted patients upstairs. *Ann Emerg Med.* 2007 ene;49(1). doi: 10.1016/j.annemergmed.2006.11.020

Herrera Carranza M, Aguado Correa F, Padilla Garrido N, López Camacho F. Una propuesta de modelo fisiológico de servicio de urgencias hospitalario. Principios de funcionamiento, tipificación de la saturación y pautas para el rediseño. *An Sist Sanit Navar.* 2017 abr;40(1):11-24 [Internet]. [citado el 2 de mayo de 2025]. https://dx.doi.org/10.23938/assn.0002

Islas Cerón RG, Valencia Ortíz AI, Bustos Vázquez E, Ruvalcaba Ledezma JC, Reynoso Vázquez J. Asociación entre calidad de atención y el nivel de saturación del servicio de urgencias de un hospital de Hidalgo, México. *JONNPR.* 2020;5(10):1163-1178. doi: 10.19230/jonnpr.3770

Restrepo-Zea JH, Jaén-Posada JS, Espinal Piedrahita JJ, Zapata Flórez PA. Saturación en los servicios de urgencias: análisis de cuatro hospitales de Medellín y simulación de estrategias. *Rev Gerenc Polit Salud.* 2018;17(34):130-144. https://doi.org/10.11144/javeriana.rgps17-34.ssua

Indicadores de la atención de urgencia

La reforma sanitaria para América Latina y el Caribe (*LACRSS*) propuso la medición de indicadores de desempeño, con el propósito de alcanzar servicios de salud más eficaces.

Estos indicadores son, fundamentalmente, mediciones continuas o a intervalos, expresadas como valores numéricos, tasas y porcentajes. Asimismo, otros se clasifican de manera dicotómica (sí/no), referidos a protocolos de actuación, normativas o flujos.

Los indicadores propuestos consideran las cinco dimensiones del desempeño de un sistema de salud: acceso, equidad, eficiencia, calidad y sustentabilidad. Se considera como indicador válido aquel que presenta una alta correlación con el factor observado en el que se basa.

Indicadores de acceso

El concepto de acceso se refiere a la presencia o ausencia de barreras físicas o económicas que pueden enfrentar las personas para hacer uso de la unidad de urgencia.

Por barreras físicas se entienden aquellas relacionadas con la disponibilidad, el suministro y la distancia en que se encuentran los establecimientos.

Por barreras económicas se entienden aquellas relacionadas con el costo de buscar y obtener atención médica, en relación con los ingresos del paciente o de su hogar.

Una de las prioridades de la reforma de salud, iniciada hace más de dos décadas, es ampliar el acceso a servicios más eficaces en función de los costos, maximizando el impacto en los resultados de salud pública.

Los indicadores analizados a continuación se relacionan directamente con la medición de la presencia o ausencia de las barreras físicas y económicas más comunes. Los cambios en estos indicadores permitirán evaluar la superación de dichas barreras por parte de la población.

Los indicadores de acceso físico no suelen presentar problemas en los establecimientos de zonas urbanas y se recomiendan principalmente para la población rural. Como alternativa, es necesario generar mediciones específicas respecto de las poblaciones más vulnerables.

El uso de una distancia específica («X») puede variar según los medios de transporte disponibles y el acceso vial. Normalmente, la distancia utilizada para estos indicadores se expresa en kilómetros. En algunas ocasiones, en lugar de la distancia, se considera como indicador el tiempo necesario para llegar a la unidad de urgencia; sin embargo, los indicadores basados en el tiempo son sensibles a las condiciones y disponibilidad del medio de transporte.

Los indicadores de acceso económico, muchas veces, se centran en estimaciones del gasto total para los pacientes, midiendo el acceso en términos económicos a la atención de salud. Es necesario que esta información se compare con la de otros pacientes para obtener un panorama de la capacidad de pago y evaluar si implica, o no, una barrera de acceso.

Algunos indicadores propuestos

- Tiempo de espera desde el triaje hasta la atención médica.
- Proporción de pacientes que acceden de forma espontánea.
- Proporción de pacientes derivados desde otro nivel de atención.
- Proporción de pacientes categorizados en las unidades de urgencia.
- Proporción de pacientes que son derivados fuera de la institución o de la red para completar el proceso de

atención de urgencia (traslados por falta de especialistas o de servicios de imagenología).

- Porcentaje de la población que vive dentro de una distancia de «X» kilómetros de un servicio de urgencia.

Indicadores de equidad

El concepto de equidad puede referirse indistintamente a las diferencias en el estado de salud, la utilización o el acceso a la unidad de urgencia entre diferentes grupos según nivel de ingreso económico, características demográficas, étnicas o de género. Surge entonces la pregunta: ¿deberían todos tener el mismo acceso a los servicios clínicos en las unidades de urgencia?

Existe consenso en la necesidad de garantizar un acceso universal; sin embargo, la problemática se encuentra en la definición de los servicios o tecnologías que deben ser incluidos. Algunas organizaciones argumentan la necesidad de centrarse en paquetes mínimos de servicios médicos que sean más eficientes en función de costos para enfrentar los problemas de salud más importantes de cada país, según su carga de enfermedades.

Desde un punto de vista más específico, en las unidades de urgencia es necesario considerar aquellas condiciones en las que existe una relación directa entre el tiempo de atención y la efectividad del tratamiento, denominadas condiciones «tiempo-dependientes». El sistema de urgencias debe garantizar la equidad en el acceso a la atención y la intervención terapéutica dentro de un plazo determinado, en el centro más adecuado, independientemente de la ubicación geográfica del paciente.

Esto implica la existencia de protocolos de coordinación y derivación dentro de la red de urgencia y, por ende, medir el acceso a un paquete de servicios médicos necesarios para proporcionar atención de urgencia representaría un indicador de equidad.

Las reformas de salud que promueven la equidad centran sus esfuerzos en eliminar las barreras económicas que afectan el uso de cualquier tipo de servicio médico requerido. En este caso, los indicadores apropiados se relacionan principalmente con la disponibilidad del servicio de salud o de la tecnología requerida.

Los indicadores de equidad en la atención de urgencia están relacionados con el acceso a una atención oportuna y adecuada, independientemente de la condición socioeconómica, la ubicación geográfica o cualquier otra característica no relacionada con la necesidad clínica propiamente tal.

Un ejemplo de esto es la categorización de la demanda que se realiza en las unidades de urgencia, la cual debe basarse en un sistema estructurado que considere los motivos de consulta, la urgencia de la atención y la existencia de signos y síntomas evidentes, y no en diagnósticos o características del paciente que no estén vinculadas a su estado clínico.

Un indicador para medir la equidad es el porcentaje de personas categorizadas en las unidades de urgencia.

Las unidades de urgencia deben considerar como prioridad las condiciones tiempo-dependientes.

Algunos indicadores propuestos

- Protocolos con flujos de actuación para patologías tiempo-dependientes.
- Proporción de atenciones tiempo-dependientes que acceden a los servicios médicos requeridos.
- Percepción de la atención de urgencia: la definición de urgencia de la Organización Mundial de la Salud (OMS) es la percepción del paciente o su familia sobre la necesidad inminente de atención. Si bien el selector de demanda se basa en criterios clínicos, reconocer la percepción de urgencia como motivo de consulta inicial es un aspecto que influye en el acceso al sistema y, por lo tanto, en la equidad.
- Disponibilidad de recursos adecuados: asegurar que las unidades de urgencia cuenten con los recursos humanos,

estructurales y de equipamiento necesarios para atender toda la demanda de manera oportuna y eficiente es fundamental para la equidad. La saturación de los servicios de urgencia puede generar demoras y afectar la calidad de la atención, impactando potencialmente de manera desproporcionada a ciertos grupos de pacientes.

- Accesibilidad física: la accesibilidad física a las unidades de urgencia hospitalaria para vehículos y personas, incluyendo el transporte sanitario, de forma segura y cómoda, es un factor que influye en la equidad.

Indicadores de calidad

Arvedis Donabedian define la calidad de la atención como aquel tipo de atención que se espera maximice una medida inclusiva del bienestar del paciente, después de tener en cuenta el equilibrio de las ganancias y pérdidas esperadas que se producen en cada una de las partes del proceso de atención en la unidad de urgencia. Se entiende como «todo lo que ocurre durante la interacción entre la unidad de urgencia y el usuario», considerando tanto los aspectos interpersonales de la atención como aquellos del contexto de la prestación del servicio que afectan directamente al paciente.

Los indicadores de resultado, que se refieren al estado de salud, se utilizan comúnmente como medida de calidad. Un indicador de estructura se relaciona con todos los aspectos del sistema de atención dentro de la unidad de urgencia que respaldan o se vinculan con las actividades clínicas y el usuario, incluyéndose acciones de gestión, supervisión y distribución de recursos.

Encontrar las capacidades para mejorar la calidad, tanto desde el punto de vista de los pacientes como de los profesionales de la salud, es una de las principales dificultades para los directores de las unidades de urgencia. Muchas veces existen diferencias claras entre las mejoras de calidad percibidas por los pacientes y aquellas que los profesionales de salud consideran mejoras. Los pacientes pueden no reconocer buenas prácticas de diagnóstico, mientras que los profesionales luchan por lograr un mejor equipamiento y una adecuada capacitación clínica.

Los indicadores estructurales de calidad se refieren a estándares nacionales de calificación de los profesionales. Las unidades de urgencia deben contar con estándares claros respecto a las calificaciones del personal, la definición de los tipos de profesionales autorizados para realizar determinadas atenciones clínicas o procedimientos, así como la capacitación inicial y continua, relacionada con el propósito y los objetivos estratégicos de la unidad de urgencia y el funcionamiento de la red. Tales estándares deben aplicarse de igual manera tanto al sector público como al privado. La existencia o inexistencia de estos estándares y de mecanismos de fiscalización puede medirse de manera dicotómica.

La existencia de un programa de control de calidad que incluya personal capacitado y procedimientos establecidos para el diseño, monitoreo y mejoramiento de la calidad, por sí sola, no garantiza un impacto efectivo. Es fundamental contar con «subindicadores» que reflejen la existencia de un control de calidad real, como:

- Revisión y actualización de estándares técnicos.
- Métodos eficaces para comunicar los estándares a los niveles operativos de la unidad de urgencia.
- Aplicación de métodos que incorporen los aportes de la comunidad al diseño de los sistemas y la gestión.
- Proporción de casos con registros completos de atención.

Los indicadores de proceso de calidad se relacionan con la percepción del usuario frente a la disponibilidad de los servicios, en cualquier horario y turno.

Las auditorías de revisión de casos son una herramienta fundamental para garantizar la calidad de la atención en las unidades de urgencia, ya que permiten evaluar y mejorar los servicios ofrecidos a los pacientes en un momento específico, con mayor exactitud. Además, fomentan el aprendizaje al permitir identificar áreas de mejora en las prácticas clínicas y en el manejo de urgencias. Junto con esto, optimizan los recursos, ya que, al identificar ineficiencias, se pueden rediseñar los flujos de trabajo y el uso de los recursos asistenciales.

El estudio EVADUR (*Eventos Adversos en Servicios de Urgencias*), desarrollado por la Sociedad Española de Medicina de Urgencias y Emergencias (SEMES), mostró que la mayoría de los eventos adversos ocurridos en las unidades de urgencia se debieron a la medicación empleada, la repetición de procedimientos o el empeoramiento del estado del paciente, cuyos principales factores causales fueron los problemas de comunicación entre profesionales.

Los eventos adversos relacionados con la medicación incluyen la administración de dosis incorrectas, omisiones y reacciones adversas a medicamentos. Por su parte, los relacionados con los cuidados se asocian al manejo inadecuado de las técnicas, el paciente o los catéteres.

El mismo estudio destaca que solo en el 20 % de los casos se registró oportunamente el incidente cuando ocurrió.

Indicadores de eficiencia

La eficiencia tiene tres dimensiones: técnica, económica y de asignación, las cuales se relacionan con el tipo de servicios que se consumen en la unidad de urgencia (tratamiento médico, cuidados de enfermería, procedimientos) y el modo en que se producen. Muchas veces, este indicador se aplica para medir el desempeño de la unidad de urgencia.

La unidad de urgencia es eficiente desde el punto de vista técnico cuando produce el máximo de atenciones de urgencia.

Para lograrlo, los tiempos de atención y la definición de la conducta médica son esenciales.

Algunos indicadores propuestos son:

- Porcentaje de ingresos hospitalarios procedentes de urgencias.
- Número de atenciones en urgencia.
- Porcentaje de consultas que abandonan la atención sin completar todo el proceso de urgencia.
- Tiempo de espera para acceder a cama hospitalaria.
- Tiempo de atención médica: es el tiempo transcurrido desde el inicio de la atención médica hasta el alta o la definición de la conducta.
- Porcentaje de reducción de pacientes categorizados como C4 y C5 que consultan en la UUH del establecimiento de alta complejidad o en el establecimiento de mayor complejidad, respecto al año anterior.

Desde el punto de vista económico, la eficiencia se mide utilizando combinaciones de insumos (médicos, enfermeras, especialistas) que permiten producir un determinado nivel de atenciones. En el largo plazo, la eficiencia económica también exige que las unidades de urgencia operen a una escala que les permita producir al menor costo unitario posible. A menudo, se encuentra ineficiencia económica en aquellas situaciones en que los administradores tienen un control reducido o nulo sobre las combinaciones de insumos que utilizan.

La dimensión de asignación en el indicador de eficiencia se refiere a cuándo los recursos se destinan a aquellas actividades que se consideran de máximo valor para el propósito de la unidad de urgencia. Un ejemplo es asignar recursos en la implementación de un sistema *fast track*, estrategia que ha demostrado ser eficaz para optimizar la atención, mejorar la satisfacción usuaria y reducir tanto los tiempos de espera como los costos operativos.

El *fast track* o vía rápida de atención es un enfoque que busca acelerar la atención a los usuarios sin comprometer la calidad del servicio. Este modelo introduce protocolos específicos que permiten atender rápidamente a aquellos pacientes cuya condición no requiere atención inmediata ni el uso de recursos sanitarios complejos, facilitando el flujo en la unidad de urgencia y reduciendo la congestión en las salas de espera. La estrategia tiene beneficios económicos derivados de la eliminación de procesos innecesarios, reduciendo el uso de recursos no requeridos para un subgrupo de pacientes, junto a una mejora notable en la satisfacción de los usuarios, al ser atendidos de forma más rápida. Se sabe que una reducción de los tiempos de espera impacta directamente en la experiencia del paciente y en su percepción del sistema de salud.

Otro ejemplo es asignar recursos en el selector de demanda mediante la implementación de un sistema de triaje estructurado con cinco niveles de prioridad, asegurando que los pacientes más urgentes sean atendidos primero.

En esta misma línea, el uso de Tecnologías de la Información y la Comunicación (TIC) contribuye notablemente a una mejor gestión del sistema de urgencias, informando sobre su estado, permitiendo a los usuarios tomar decisiones informadas y reorientando la demanda de pacientes menos complejos hacia urgencias menos saturadas.

Otras acciones relacionadas con un indicador de eficiencia en la dimensión de asignación son la implementación de un registro electrónico de atención de urgencia (Dato de Atención de Urgencia), que disminuye el sesgo de información incompleta, mejora la comprensión de las indicaciones y permite evaluar la concordancia entre las atenciones médicas priorizadas y aquellas informadas en los registros estadísticos.

Un indicador de baja productividad laboral podría evidenciar ineficiencia técnica. De manera alternativa, si los recursos disponibles son inadecuados o si la unidad de urgencia presenta exceso de personal en relación con la demanda, una baja productividad podría indicar ineficiencia económica.

En esta misma línea, una urgencia saturada, con boxes ocupados por pacientes en espera de cama hospitalaria y retrasando el ingreso de nuevos pacientes para atención, generará baja productividad laboral, indicando ineficiencia por asignación.

Indicador de sustentabilidad

Los términos eficientes, sustentables y sostenibles se utilizan comúnmente en el contexto de la salud, pero cada uno tiene un enfoque distintivo. Acabamos de analizar los indicadores de eficiencia, los cuales se centran en la relación entre los recursos utilizados y los resultados obtenidos.

Los indicadores sustentables se relacionan con la capacidad del sistema de salud u organización para mantenerse a lo largo del tiempo, con prácticas que pueden perdurar sin comprometer los recursos para futuras generaciones. Este término, muchas veces, se utiliza de manera intercambiable con la palabra «sostenible», que se refiere a la capacidad de una institución u organización para adaptarse y evolucionar con el tiempo, garantizando la salud y el bienestar de la población a largo plazo.

Un ejemplo de un indicador sustentable/sostenible es la «reducción de desigualdades en el acceso a servicios de salud», «porcentaje de abandono en la unidad de urgencia», «tiempo de derivación a cama hospitalaria desde la unidad de urgencia», entre otros.

Las unidades de urgencia tienen el propósito de dar una respuesta médica a las personas que presentan una necesidad inminente de atención. A este propósito se debe añadir el retorno a la atención primaria para aquellos consultantes que fueron dados de alta y/o no requirieron hospitalización. Esta última acción se relaciona con el trabajo en red de las unidades de urgencia, favoreciendo la prevención y la promoción de la salud, permitiendo, a mediano plazo, que aquellas personas con descompensación de enfermedades no transmisibles se encuentren en control y, en consecuencia, disminuyan las consultas en las unidades de urgencia.

El trabajo en red evita la sobresaturación u *overcrowding*, definido como el momento en que la demanda en la unidad de urgencia supera la capacidad para brindar una atención oportuna. Este momento, si bien puede ocurrir por algunas horas, impacta significativamente la atención de las personas, aumentando el riesgo de ocurrencia de eventos adversos, demora en la generación de diagnósticos y, en consecuencia, un retraso en el inicio del tratamiento. Este último punto tiene importantes consecuencias para las patologías tiempo dependientes.

Finalmente, una unidad de urgencia es sustentable si tiene capacidad para seguir funcionando de forma permanente, adaptándose a las fluctuaciones y los cambios. Es la garantía de supervivencia de cualquier organización. Para que sea sostenible, la unidad de urgencia debe ser capaz de generar una cultura interna de sostenibilidad y equilibrar las respuestas a las expectativas de sus diferentes grupos de interés, es decir, su demanda y el equipo de salud. En este último grupo de interés, hay que tener presente que se debe incluir al equipo que conforma la red de atención.

Referencias

Jiménez Paneque RE. Indicadores de calidad y eficiencia de los servicios hospitalarios: una mirada actual. *Revista Cubana de Salud Pública.* 2004;30:0-0.

Vera-López JD, Heredia-Pi IB, Pérez-Núñez R, Hijar M. Principales indicadores para medir el desempeño de la atención de emergencias traumatológicas. *Rev Med Inst Mex Seguro Soc.* 2023 nov;61(6):819-840. doi: 10.5281/zenodo.10064412.

Julián-Jiménez A, Supino M, López Tapia JD, Ulloa González C, Vargas Téllez LE, González del Castillo J, Moyá Álvarez A, Loro Chero L, González Bascuñán U, Candel González FJ, Garza Sáenz OG, Rosas Romero FA, Gorordo Delsol LA. Sepsis in the emergency department: key points, controversies, and proposals for improvements in Latin America. *Emergencias.* 2019 abr;31(2):123-135. PMID: 30963741.

Jiménez-Lozada MA, López-Magallanes LD, Alarco JJ. Disabilities and medical emergencies: a population-based study in Peru. *Emergencias.* 2024 ago;36(4):257-262. doi: 10.55633/s3me/040.2024. PMID: 39234831.

Joyce LR, Gutenstein M, Gilbert M, Weaver J, Pearson S, Pickering JW, Than M. Evaluation of a virtual emergency care service to avoid unnecessary emergency department presentations and provide specialist-led definitive care. *Emerg Med Australas.* 2025 jun;37(3):e70048. doi: 10.1111/1742-6723.70048. PMID: 40312944.

Hato Hone St John. *Procedimientos y guías clínicas* [Internet]. [citado el 4 de marzo de 2025]. https://cpg.stjohn.org.nz/tabs/guidelines

Ministerio de Salud de Nueva Zelanda. *Población de Canterbury DHB* [Internet]. 2021 [consultado el 20 de abril de 2025]. https://www.health.govt.nz/new-zealand-health-system/my-dhb/canterbury-d...

Van Wegen ME, Fransen LFC, Thijssen WAMH, Alexandridis G, de Groot B. The association between urgency level and hospital admission, mortality and resource utilization in three emergency department triage systems: an observational multicenter study. *Scand J Trauma Resusc Emerg Med.* 2025 may;33(1):72. doi: 10.1186/s13049-025-01392-5. PMID: 40312391.

Pearce S, Marchand T, Shannon T, Ganshorn H, Lang E. Hacinamiento en urgencias: un resumen de revisiones que describen medidas, causas y perjuicios. *Medicina Interna y de Urgencias.* 2023;18.

Asociación de Enfermeras de Emergencias. *Manual del índice de gravedad de emergencias,* quinta edición [Internet]. 2023. www.ena.org

Triagenet.net. *Sistema de Triaje de Manchester* [Internet]. [consultado el 8 de julio de 2023]. https://www.triagenet.net/classroom/course/view.php?id=1173

Costura NTS. *De Nederlandse Triage Standaard* [Internet]. [consultado el 8 de julio de 2023]. https://de-nts.nl/nts/wat-is-nts/

Sax DR, Warton EM, Mark DG, Vinson DR, Kene MV, Ballard DW, et al. Evaluación del índice de gravedad de emergencias en los servicios de urgencias de EE. UU. para la tasa de máximos ingresos. *JAMA Netw Open* [Internet]. 2023 mar;6(3):e233404. https://jamanetwork.com/journals/jamanetworkopen/fullarticle/2802556

Segura EM, Fortuño ML, Usach TS, Miravete MES, Lleixà MA, Borrás MC, et al. Perfil competencial en los profesionales de triaje de los servicios de urgencias hospitalarios. *Emergencias: Revista de la Sociedad Española de Medicina de Urgencias y Emergencias.* 2017;29:173-177.

Tomas S, Chánovas M, Roqueta F, Toranzo T. La seguridad del paciente en urgencias y emergencias: balance de cuatro años del programa SEMES-Seguridad Paciente. *Emergencias.* 2012;24(3):225-233.

Estrategias para otorgar cuidados de calidad y seguros

La calidad y seguridad en la atención de los pacientes constituye una obligación de quienes entregan los servicios, expresada a través de la transparencia en los procesos y los resultados de las acciones que se desarrollan.

Desde el punto de vista del paciente, las personas tienen el derecho a recibir atenciones de salud según normas y protocolos establecidos para tal efecto. Contar con prácticas de calidad y seguridad estandarizadas en una unidad de urgencia determinada permite medir los resultados obtenidos en la atención de salud y compararlos con los resultados esperados, mejorando la entrega de las prestaciones y desarrollándolas de acuerdo con las expectativas de la población consultante.

Los conceptos de calidad y seguridad en la atención de salud constituyen actividades complejas, debido a la confluencia de varios elementos, como los propios del sistema de salud, las condiciones del paciente y las acciones humanas. Reconocerlos es el primer paso para identificar los riesgos de generar eventos adversos y para prevenir aquellos que son evitables, por medio de intervenciones basadas en evidencia científica.

Las unidades de urgencia son una puerta de entrada de las personas al sistema de salud, teniendo la obligación de recepcionar a los usuarios y proveer servicios sanitarios. Esta condición, sumada a las características propias de una atención de urgencia, conlleva por sí misma un riesgo de ocurrencia de eventos adversos.

Si bien la mayoría de las investigaciones se centran en los eventos adversos de los pacientes hospitalizados, algunas sociedades de urgencia y emergencia han cuantificado la presencia de eventos adversos y, en consecuencia, instaurado lineamientos de seguridad relacionados con:

- La medicación del paciente o consultante.
- La seguridad relacionada con la identificación del paciente o usuario.
- La seguridad relacionada con la comunicación e información.
- Los riesgos específicos a la patología.
- La promoción de una cultura de seguridad.

Seguridad relacionada con la medicación

Los errores de medicación se encuentran dentro de los más comunes en ser reportados, destacando las duplicidades de tratamientos, las omisiones y las dosificaciones inadecuadas según la condición del paciente.

En relación con las dosificaciones inadecuadas, es importante revisar el «sistema de utilización de medicamentos», entendiéndolo como un proceso que incluye los subprocesos de selección, prescripción, validación, dispensación, administración y seguimiento.

Otro aspecto a considerar es la «seguridad en la medicación de alto riesgo», que se refiere a la alta probabilidad de producir un evento adverso, o incluso de provocar la muerte, cuando se administra de forma inadecuada. Dentro de este grupo se mencionan la insulina, los opiáceos y las soluciones concentradas de electrolitos, los cuales son objeto de recomendaciones y alertas específicas por parte de distintas organizaciones.

Dentro de la seguridad relacionada con la medicación, existe la problemática vinculada a la «conciliación de la medicación», es decir, las discrepancias no intencionadas entre los medicamentos que el paciente tomaba antes del ingreso y los prescritos durante su permanencia en la Unidad de urgencia, situación que puede generar efectos adversos en el paciente e incluso la hospitalización. Algunas investigaciones indican que la omisión de medicación es el problema de medicación más frecuente.

Seguridad relacionada con la comunicación

Una comunicación ineficaz es un factor subyacente en varios eventos adversos. Datos validados por entidades referentes en claridad y seguridad, como la Joint Commission International, indican a la comunicación como la primera causa raíz de los eventos centinela, definiendo la comunicación efectiva como uno de los *goal standard* de medida de calidad y seguridad en la atención.

Contar con una comunicación efectiva, por ejemplo, durante las transferencias del paciente entre las diferentes unidades de la continuidad asistencial —ya sea dentro de la misma unidad de urgencia (cambio de turno, traslados a exámenes, consultas a especialistas) o entre los distintos servicios u organizaciones (altas, derivaciones a atención primaria)— es esencial para prevenir riesgos y disminuir la aparición de eventos adversos.

Tanto la OMS como la Joint Commission International indican que las instituciones de salud deben implementar un enfoque estandarizado de comunicación entre los equipos sanitarios al momento del traspaso del paciente, es decir, en los cambios de turno, entre las distintas unidades de atención y entre los diferentes niveles de atención.

Los elementos de un enfoque estandarizado de comunicación incluyen los siguientes puntos, los cuales se presentan en el diagrama 2 y se describen a continuación:

- Uso de la técnica **SBAR** (Situación, Antecedentes, Evaluación y Recomendación).

- Asignación del tiempo suficiente para comunicar la información importante y para la reformulación por parte del personal, siempre que sea posible.
- Suministro de información sobre el estado del paciente, sus medicamentos, los planes de tratamiento y los cambios relevantes.
- Limitación del intercambio de información a lo estrictamente relevante para la salud del paciente.
- Fomento de la comunicación entre todas las organizaciones que participen en la atención integral del usuario (distintos niveles de atención, diversas unidades de un establecimiento determinado, equipos clínicos).

Diagrama 2: Pasos de una comunicación estandarizada en equipos clínicos

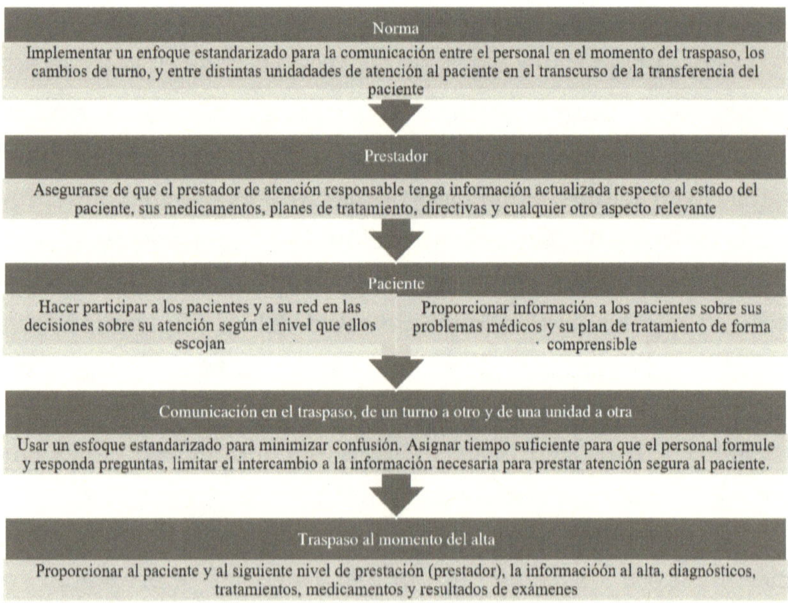

Fuente: Joint Commission. Critical Access Hospital and Hospital National patient Safety Goals. Oakbrook Terrace, IL; 2006.

En esta misma línea, en las unidades de urgencia se generaron dos importantes acrónimos para fortalecer la comunicación efectiva y estandarizada en el traspaso de pacientes o usuarios que se encuentran en estas unidades.

Estos acrónimos tienen el propósito de favorecer la continuidad en el cuidado, en situaciones donde se requiere transmitir información esencial, de forma verbal o escrita, a otro profesional de la salud. Esta acción es común en las entregas de turno, el traslado del paciente a otra unidad, e incluso fuera del establecimiento o fuera de su red.

Método SBAR

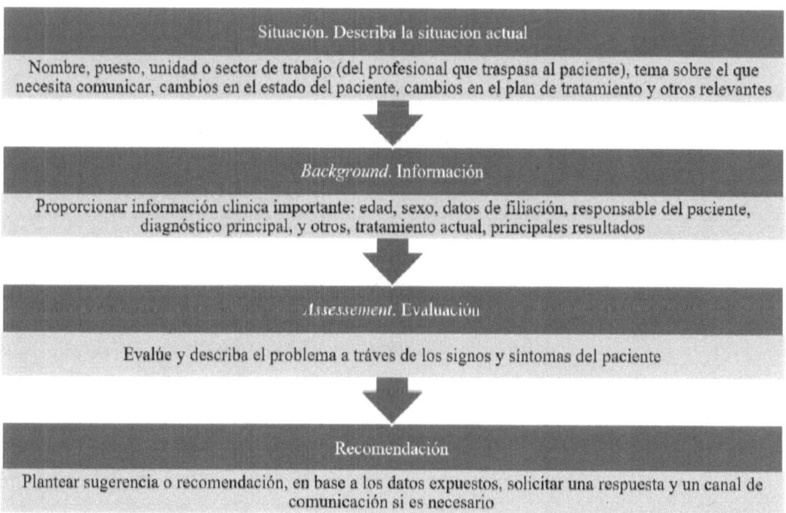

Fuente: Elaboración propia

Método IDEAs

D. E. A. S.	
I	Identificación
	Identificación del profesional responsable

	Identificación del profesional que recibe al paciente
	Identificación del paciente: Nombre completo, sexo, edad, nacionalidad, idioma, estilo de vida, hábitos tóxicos
D	Diagnóstico
	Diagnóstico actual
	Diagnósticos previos, antecedentes, enfermedades crónicas, intervenciones quirúrgicas, tratamiento habitual
	Alergias
E	Estado
Función respiratoria	Frecuencia y patrón respiratorio, ventilación mecánica, saturación de O2, cianosis, auscultación pulmonar
Función hemodinámica	Frecuencia cardíaca, ritmo, presión arterial, llene capilar, pulsos, edemas, sangrados, auscultación cardíaca
Función neurológica	Nivel de conciencia, orientación, alteración de la conducta, focalidad neurológica, movilidad, sensibilidad, coordinación, reflejos, pupilas
Función renal - metabólica	Diuresis, incontinencia, alteraciones eléctricas, pH
Función digestiva-endocrina	Náuseas, vómitos, glucemia, dieta
Función locomotora-piel	Motricidad, autonomía, lesiones, heridas, quemaduras, deformaciones
Función inmunológica-hematológica	Signos de infección, anemia, coagulopatía
Dolor	Nivel, tipo, duración, localización
A	Actuaciones
Soporte respiratorio	Oxigenoterapia, Intubación orotraqueal, modo ventilatorio, aspiración
Fármacos	Administrados actuales, infusiones, bombas
Vías	Accesos venosos periféricos, centrales, intraóseos
Sondas	Digestivas, urológicas

Técnicas e instrumental	Marcapasos, desfibrilación, diálisis
Pruebas diagnósticas	ECG, analíticas, pruebas de imagen
Cuidados	Curaciones, taponamientos, inmovilización
S	Signos y síntomas de alarmas
Resumen y recordatorio de los aspectos más importantes que requieren una atención especial	

Fuente: Elaboración propia

Seguridad relacionada con identificación del usuario/paciente

Una identificación incorrecta conduce, además de problemas en el tratamiento administrado, a que se realicen procedimientos a personas incorrectas e incluso a otorgar altas con indicaciones equivocadas. La estrategia de mejorar la identificación del usuario, a través de pulseras identificativas, es una recomendación necesaria para todas las personas que acceden a una unidad de urgencia.

Seguridad relacionada con la prevención de riesgos específicos

En este punto se incluye la prevención de eventos adversos (EA), como aquellos relacionados con los cuidados, los procedimientos, la valoración general y el diagnóstico, no contemplados en los puntos anteriores. Se destacan especialmente aquellos de mayor relevancia o riesgo para los pacientes atendidos, que conducen a una morbimortalidad significativa.

La adopción de sistemas de trabajo capaces de identificar síntomas o signos de alarma, previos a que la condición del paciente evolucione a un estado crítico, y la instauración precoz de medidas adecuadas, reducen la morbimortalidad. En esta línea, se encuentra el uso de un sistema de triaje estructurado de cinco niveles en el selector de demanda de la unidad de urgencia.

Sin embargo, en un abordaje más específico, es necesario contar con guías de actuación o protocolos para la atención de patologías tiempo-dependientes, considerando los recursos locales y las necesidades de apoyo del resto de la red de salud, lo que permite reducir la morbimortalidad, así como las demoras diagnósticas y terapéuticas.

Otro aspecto a considerar es la particularidad de la unidad de urgencia, teniendo en cuenta el nivel de complejidad de los procedimientos que se realizan y el tiempo de respuesta de la red frente a la necesidad de hospitalización.

Priorización de riesgos, mediante Análisis Modal de Fallos y Efectos (AMFE)

Este análisis se basa en un método proactivo para descubrir posibles riesgos en los procesos y, en consecuencia, evitar que se produzcan o disminuir su efecto, averiguando dónde pueden producirse los riesgos y determinando su impacto.

El paso a paso de su aplicación es:

Paso 1: definir la composición del equipo de trabajo, incluyendo al personal de los distintos estamentos, es decir, profesionales, equipo administrativo y personal de apoyo, por la importancia de contar con las diferentes perspectivas sobre los procesos.

Paso 2: definir el alcance del análisis, identificando los procesos o áreas de la unidad de urgencia que se van a analizar, así como el objetivo o logro específico del AMFE.

Paso 3: identificar los procesos, representándolos en un diagrama de flujo que evidencie cada paso en el proceso de atención a los pacientes en la unidad de urgencia. En este diagrama deben estar enumeradas las funciones de cada subproceso que forma parte del proceso global de atención de urgencia.

Paso 4: identificar las posibles fallas o quiebres mediante una lluvia de ideas nacida de la discusión de todo el equipo, cuando se les pregunta: ¿Qué puede salir mal?

Paso 5: priorización. Una vez identificados los fallos, existen distintos métodos de priorización.

Para efectos de este libro se utilizará el método Hanlon o matriz decisional, herramienta que permite asignar puntaje a los criterios de interés, facilitando la comparación y selección de acciones para la solución.

Criterios de aplicación de la matriz decisional:

Magnitud: a cuántas personas afecta o cuánto afecta el proceso.

Trascendencia/Severidad: cuán grave es para la salud de las personas (mortalidad, incapacidad, costos, complicaciones).

Vulnerabilidad/reductibilidad: cuán posible es controlar o eliminar el problema.

Factibilidad o costo-efectividad: factibilidad económica, aceptabilidad y disponibilidad de recursos.

Diagrama 3: Criterios de análisis matriz decisional

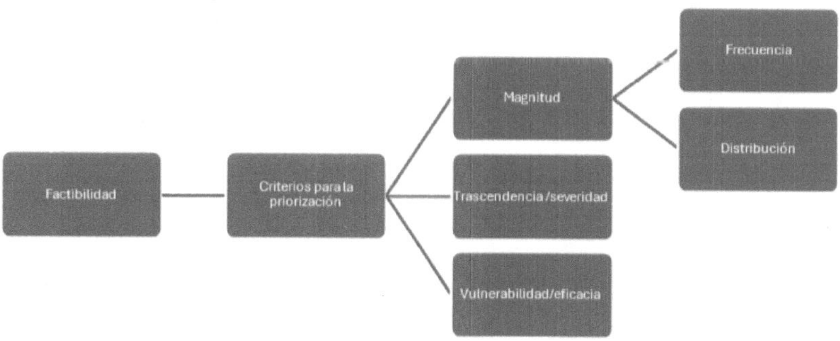

Fuente: Elaboración propia

Paso 6: Aplicación de la matriz decisional para cada modo de fallo

Se aplican los criterios de evaluación según un puntaje determinado, por ejemplo: 4 (máximo), 3 (alto), 2 (medio) y 1 (bajo). Véase diagrama 4.

Diagrama 4: Ejemplo de aplicación de matriz de riesgo

Situaciones de Fallo	Magnitud	Severidad	Vulnerabilidad	Factibilidad	Total
Duplicidad en administración de medicamentos	3	4	4	4	15
Fuga o abandono de pacientes sin terminar su tratamiento	4	2	3	3	12

Fuente: Elaboración propia

Paso 7: Diseño de un plan de acción y evaluación de los problemas o posibles fallos priorizados

La aplicación efectiva de este plan requiere realizar cambios, los cuales pueden ser complejos e implican gestionarlos. En este punto, es muy importante el tipo de liderazgo, y es el tema que se aborda a continuación.

Referencias

Joint Commission. Critical Access Hospital and Hospital National Patient Safety Goals. Oakbrook Terrace, IL; 2006.

Macías Maroto M, Solís Carpintero L. Errores en la administración de medicación en un servicio de urgencias: conocer para disminuir el riesgo. *Revista Española de Salud Pública.* 2020;92.

Panattieri ND, Dackiewicz N, Arpí L, Godio C, Andión E, Negrette C, et al. Consenso: seguridad del paciente y las metas internacionales. *Arch Argent Pediatr.* 2019;117(6):277-309.

Crespo-Mirasol E, et al. Impacto de la implementación de un método de traspaso de información estandarizada interdisciplinar en sala de partos y unidad de cuidados obstétricos intermedios. *Enfermería Intensiva.* 2024;35(1):5-12.

Govindarajan R, et al. El análisis modal de fallos y efectos (AMFE) ayuda a aumentar la seguridad en radioterapia. *Revista de Calidad Asistencial.* 2007;22(6):299-309.

Govindarajan R, et al. La gestión por procesos en la Farmacia Hospitalaria para la mejora de la seguridad del paciente. *Revista de Calidad Asistencial.* 2013;28(3):145-154.

Riquelme Millaqueo YA. Revisión y actualización del protocolo de sedoanalgesia, manejo del dolor y delirio para pacientes críticos adultos. 2024.

El rol del liderazgo en las unidades de urgencia

Enfrentar situaciones críticas en el área de salud, para quienes tenemos el propósito de cuidar personas y comunidades, es un gran desafío, ya que gestionamos este cuidado en momentos en los cuales existe escasez de recursos, problemas de acceso y de oportunidad en otorgar el cuidado, con dificultades en la comunicación interna y externa. Desafíos que ponen a prueba el liderazgo necesario para gestionar de forma efectiva el cuidado en situaciones de urgencia.

Cuando se ejerce un liderazgo como una «puesta en escena», basado en un liderazgo hueco, las consecuencias son graves para la gestión del cuidado en situaciones críticas, ocurriendo desmotivación, pérdida de confianza, estancamiento y una cultura organizacional del silencio. Por otro lado, el miedo o la incertidumbre también afectan tanto a los equipos de salud, quienes enfrentan decisiones de alto impacto, como a las comunidades que requieren acciones urgentes.

El liderazgo desempeña un papel crucial en las unidades críticas. Un liderazgo auténtico no solo coordina equipos de manera efectiva, sino que también inspira confianza y compromiso ante los desafíos actuales y los nuevos. Un líder que comunica metas claras y promueve una cultura organizacional de colaboración y diálogo fortalece el desempeño colectivo.

Las unidades de urgencia se destacan por ser organizaciones conformadas por equipos multidisciplinarios, y sus procesos requieren de la colaboración de varios actores. Esta colaboración, definida desde el punto de vista de Blanchard, Ripley y Parisi-Carew, es un estado mental de los miembros de la organización y un estado de ánimo de adentro hacia afuera; es decir, un ambiente que promueve la comunicación, el aprendizaje, la mayor contribución posible y la innovación, generando ganancias saludables para la organización.

Las unidades de urgencia deben aspirar a gestionar un cuidado con equipos colaborativos y efectivos, y para esto se requiere un liderazgo transformacional.

El liderazgo transformacional es un enfoque que impulsa el cambio y la innovación en las organizaciones. Se centra en el capital humano para lograr los cambios y objetivos preestablecidos, fomentando la participación del equipo, creyendo en ellos, preocupándose, motivándolos e inspirándolos. Este estilo de liderazgo es uno de los más adecuados para orientar a las organizaciones hacia el cambio y la innovación, respondiendo efectivamente a la transformación digital y la gestión del cambio.

Características del liderazgo transformacional, según Kennet Leithwood:

- Establecer vínculos directos y de confianza con su equipo.
- Motivar de manera permanente.
- Promover la estimulación intelectual.

Generar un liderazgo transformacional en la unidad de urgencia se inicia favoreciendo cinco prácticas básicas:

1. Fomentar relaciones y la confianza entre todos los actores involucrados en el proceso de atención de urgencia.
2. Crear un ambiente de trabajo que permita la autonomía profesional, dentro de las normativas de seguridad y calidad en la atención del usuario.
3. Crear un entorno que favorezca el desarrollo de nuevos conocimientos y la capacitación continua, en temáticas

que permitan mejorar los procesos clínicos en la unidad de urgencia.
4. Enfoque proactivo y participativo en la aplicación de mejoras para la organización, los procesos clínicos y los resultados en la gestión del cuidado del paciente.
5. Equilibrar valores y prioridades en la obtención de los recursos necesarios para asegurar cuidados que otorguen calidad y seguridad a las personas atendidas, y al mismo tiempo considerar las múltiples demandas que deben ser abordadas.

Un componente esencial del liderazgo en las unidades de urgencia es la comunicación efectiva del riesgo. Esta no solo implica informar con claridad y veracidad sobre los peligros actuales, sino también fomentar una comprensión compartida de los pasos a seguir entre los equipos de salud y las comunidades afectadas. Una comunicación efectiva reduce malentendidos y empodera a las personas para mejorar su respuesta ante emergencias.

Comunicación del riesgo

La comunicación del riesgo es una actividad que ocurre preferentemente en las situaciones de desastres, pero también en las unidades de urgencia.

Esta comunicación se define como el intercambio en tiempo real de información, recomendaciones y opiniones entre expertos, funcionarios y personas que se enfrentan a una amenaza o riesgo para su salud o bienestar. La comunicación del riesgo involucra opiniones tanto de los expertos como de las personas expuestas al riesgo, con el objetivo de que todos puedan tomar decisiones informadas para mitigar sus efectos y aplicar medidas de prevención, protección y mitigación apropiadas.

Puntos clave de la comunicación de riesgo:

- **Intercambio de información en tiempo real:** implica la transmisión y recepción de información, recomendaciones y opiniones de forma continua y actualizada. Debe ser un intercambio abierto e interactivo.
- **Objetivo principal:** es informar para la toma de decisiones y debe estar orientado a la acción y a lograr un cambio de comportamiento deseado.
- **Basada en la confianza:** funciona eficazmente cuando existe confianza entre los profesionales que otorgan el cuidado, quienes tienen el conocimiento experto y los afectados. Sin confianza, es poco probable que las personas sigan las recomendaciones.
- **Transparencia y honestidad:** es esencial explicar honestamente lo que se sabe sobre la naturaleza del riesgo y admitir lo que es incierto. La apertura y transparencia son cruciales en la toma y aplicación de decisiones de gestión del riesgo.
- **Empatía y consideración por la audiencia:** requiere comprender las percepciones, preocupaciones, creencias, conocimientos y prácticas del usuario o paciente y su red. Se debe mostrar empatía, solidaridad y comprensión. La información debe adaptarse a las características culturales, sociales y educativas de las personas expuestas, así como a su nivel de instrucción.
- **Claridad y mensajes comprensibles:** el mensaje debe ser claro, preciso y directo para evitar confusiones o desconfianza. Se debe evitar el lenguaje excesivamente técnico y ser coherentes, especialmente en situaciones de urgencia donde pueden intervenir múltiples actores. La variabilidad, incertidumbre e hipótesis deben comunicarse de manera sencilla y comprensible.

- **Promueve el cambio de comportamiento:** el objetivo es que la información sobre el riesgo modifique las percepciones y genere un cambio en las conductas. Busca inspirar un comportamiento inteligente ante el riesgo, conectando la información con acciones específicas y ofreciendo soluciones realistas y apropiadas. No basta con proporcionar más información; se debe destacar lo relevante para los individuos y lo que deben hacer.

Referencias

Wulff K, Donato D, Lurie N. What is health resilience and how can we build it? *Annual Review of Public Health.* 2015;36:361-374. https://doi.org/10.1146/annurev-publhealth-031914-122829

Adini B, Cohen R, Bar-Dayan Y, et al. Professionalism in leadership as a cornerstone in emergency preparedness: challenges and recommendations. *Front Public Health.* 2021;9:741764. https://doi.org/10.3389/fpubh.2021.741764

Hyer K, Brown LM, Polivka-West L. Establishing and refining hurricane response systems for long-term care facilities. *Health Affairs.* 2010;29(10):1961-1965. https://doi.org/10.1377/hlthaff.2010.0707

Thomas JC, Dasgupta N, Martinot A. Ethics in a pandemic: a survey of the state pandemic influenza plans. *American Journal of Public Health.* 2007;97(Suppl 1):S26-S31. https://doi.org/10.2105/AJPH.2006.093443

Hurst SA, Mezger N, Mauron A. Allocating healthcare resources in disasters: ethical considerations. *Swiss Medical Weekly.* 2010;140:w13109. https://doi.org/10.4414/smw.2010.13109

Winston BE, Patterson K. An integrative definition of leadership. *Int J Leadersh Stud* [Internet]. 2006 [citado 11 de diciembre de 2018];1(2):6-66. https://www.regent.edu/acad/global/publications/ijls/new/vol1iss2/winston_patterson.doc/winston_patterson.pdf

Valeria M, Martínez IM. Liderazgo transformacional: investigación actual y retos futuros. *Universidad & Empresa.* 2019:13-32.

Parra MA, Universidad Autónoma de Barcelona. Articulación entre el trabajo clínico y la perspectiva comunitaria: un desafío actual para la salud mental en el contexto de la atención primaria de la salud. *Rev Fac Nac Salud Pública* [Internet]. 2015;34(1). http://dx.doi.org/10.17533/udea.rfnsp.v34n1a04

Parnov Machado B, Gama Paes L, Silva Díaz P da, Martins dos Santos T, Soares de Lima SB, Giacomelli Prochnow A. Conflictos en las instituciones de salud: desafío necesario al trabajo del enfermero. *Index Enferm* [Internet]. 21(1-2):58-61. http://dx.doi.org/10.4321/s1132-12962012000100013

González-Pacanowski A, Medina Aguerrebere P, Iglesias-García M. Estrategia para la optimización de la comunicación de riesgo en la crisis del ébola. 2017.

González Álvarez L, Guevara Sotomayor E, Morales Figueroa G, Segura Hernández P, Luengo Martínez C. Relación de la satisfacción laboral con estilos de liderazgo en enfermeros de hospitales públicos, Santiago, Chile. *Cienc Enferm (Impresa)* [Internet]. 2013;19(1):11-21. http://dx.doi.org/10.4067/s0717-95532013000100002

Anexos

Anexo 1: Australian Triage Scale (ATS)

V6 G24 ATS		
Categoría	Respuesta	Descripción de la categoría
Categoría 1: evaluación inmediata	Evaluación simultánea, inmediata y de tratamiento	Amenaza inmediata de la vida
Categoría 2: evaluación y tratamiento a menudo simultáneos	Evaluación y tratamiento comienza dentro de 10 minutos	Amenaza inminente para la vida
Categoría 3: evaluación y tratamiento a menudo simultáneos	La evaluación y tratamiento comienzan dentro de los 30 minutos	Potencialmente mortal
Categoría 4:	La evaluación y el tratamiento comienzan dentro de los 60 minutos	Potencialmente grave: el estado del paciente puede empeorar o producirse un resultado adverso
Categoría 5:	La evaluación y el tratamiento comienzan en 120 minutos	Menos urgente

Fuente: Elaboración propia[1]

1 Sitio web: https://www.health.gov.au/resources/collections/emergency-triage-education-kit

Anexo 2: Canadian Emergency Department Triage and Acuity Scale (CTAS)

Categoría	Descripción
Categoría I: Reanimación	Pacientes que requieren intervención inmediata para salvar la vida
Categoría II: Emergente	Pacientes con alto riesgo de deterioro, pero que no requieren reanimación inmediata
Categoría III: Urgente	Pacientes que necesitan intervención oportuna, pero pueden esperar sin riesgo significativo
Categoría IV: Menos Urgente	Pacientes con condiciones no amenazantes para la vida que pueden esperar más tiempo para recibir atención
Categoría V: No Urgente	Pacientes con condiciones que no son urgentes y que pueden ser manejadas en un entorno de atención primaria
Enfermeras de triaje capacitadas realizan la evaluación, utilizando una combinación de antecedentes del paciente, examen físico y juicio clínico para asignar el nivel de las categorías	

Fuente: Elaboración propia[2]

2 Sitio web: https://ctas-phctas.ca/

Anexo 3: Manchester Triage Scale (MTS)

Categoría	Descripción
Rojo (tiempo de espera: 0 minutos)	Pacientes que requieren atención inmediata, con riesgo vital inminente
Naranja (tiempo de espera: 10 minutos)	Pacientes que necesitan atención urgente y pueden deteriorarse rápidamente
Amarillo (tiempo de espera: 60 minutos)	Pacientes que requieren atención en un plazo razonable. Su condición no es inminente, pero necesita evaluación y tratamiento pronto
Verde (tiempo de espera: 120 minutos)	Pacientes cuyo estado puede esperar más tiempo sin riesgo de complicaciones graves
Azul (tiempo de espera: 240 minutos)	Pacientes no urgentes que pueden esperar más tiempo para ser evaluados y atendidos

Fuente: Elaboración propia[3]

3 Sitio web: https://www.triagenet.net/classroom/

Anexo 4: Emergency Severity Index (ESI)

Categoría	Respuesta	Descripción de la categoría
ESI Nivel 1	Emergencia (requiere intervención inmediata)	Pacientes con condiciones que amenazan la vida y que requieren atención médica inmediata
ESI Nivel 2	Emergente (alto riesgo de deterioro)	Pacientes con condiciones que son potencialmente graves y que pueden deteriorarse rápidamente. No requieren intervención inmediata, pero deben ser atendidos con prontitud
ESI Nivel 3	Urgente (atención en un tiempo razonable)	Pacientes que requieren atención, pero su condición no es inmediata ni crítica. Pueden esperar un tiempo razonable para ser atendidos
ESI Nivel 4	Menos Urgente (condiciones no críticas)	Pacientes cuyas condiciones son estables y pueden esperar más tiempo sin peligro
ESI Nivel 5	No Urgente (condiciones que pueden manejarse en atención primaria)	Pacientes con problemas que no requieren atención médica inmediata y pueden ser gestionados en otro ámbito
El triaje con el ESI es generalmente realizado por enfermeras/os entrenados, quienes utilizan la información clínica y los signos vitales de los pacientes para determinar el nivel de gravedad y establecer el orden de atención		

Fuente: Elaboración propia[4]

4 Sitio web: www.ena.org

Anexo 5: Model Andorra de Triage (MAT)

Categoría	Descripción de la categoría
Rojo (urgente/crítico)	Atención inmediata requerida debido a un riesgo vital inminente
Naranja (urgente)	Condiciones que requieren atención rápida, con riesgo de deterioro significativo
Amarillo (urgente moderado)	Condiciones que pueden esperar un tiempo razonable, pero necesitan atención
Verde (no urgente)	Pacientes con condiciones que pueden esperar sin peligro
Azul (no urgente crónico)	Pacientes que no necesitan atención de emergencia y pueden ser atendidos en otro ámbito

Fuente: Elaboración propia[5]

5 Sitio web: https://www.semes.org/gdt/grupo-de-triaje/

CADUCEUS

www.ingramcontent.com/pod-product-compliance
Lightning Source LLC
LaVergne TN
LVHW060306051026
849517LV00003B/989
* 9 7 8 9 5 6 4 2 4 0 2 3 7 *